说说
糖尿病、糖尿病前期
那些事

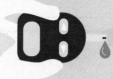
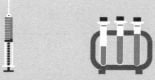

苟文伊 主编

全国百佳图书出版单位
中国中医药出版社
·北京·

图书在版编目（CIP）数据

说说糖尿病、糖尿病前期那些事 / 苟文伊主编 .

北京：中国中医药出版社，2024. 11

ISBN 978-7-5132-8928-3

Ⅰ . R587.1

中国国家版本馆 CIP 数据核字第 20244K9B30 号

中国中医药出版社出版

北京经济技术开发区科创十三街 31 号院二区 8 号楼

邮政编码　100176

传真　010-64405721

北京盛通印刷股份有限公司印刷

各地新华书店经销

开本 880×1230　1/32　印张 2.5　字数 48 千字

2024 年 11 月第 1 版　2024 年 11 月第 1 次印刷

书号　ISBN 978 - 7 - 5132 - 8928 - 3

定价　20.00 元

网址　www.cptcm.com

服 务 热 线　010-64405510

购 书 热 线　010-89535836

维 权 打 假　010-64405753

微信服务号　**zgzyycbs**

微商城网址　**https://kdt.im/LIdUGr**

官 方 微 博　**http://e.weibo.com/cptcm**

天猫旗舰店网址　**https://zgzyycbs.tmall.com**

如有印装质量问题请与本社出版部联系（010-64405510）

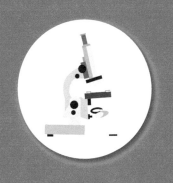

序　言

血糖的概念是什么？

什么是血糖异常和胰岛素抵抗？

糖尿病前期有哪些表现？

减重是改善血糖异常的有效途径，那是不是吃得越少越好？

天天健身能不能改善血糖？

血糖异常后是不是从此就与美食无缘，要与药物相伴？

当前，随着社会的进步、科技的发展和生活条件的改善，许多人在享受高品质、高水平的生活时，会突然发现自己已经进入高血压、高血脂、高血糖的"三高"行列。

许多人都知道，血糖异常是胰岛素出了问题，血糖升高可能是糖尿病的信号，但血糖到底有什么含义？为什么还有糖尿病前期之说？糖尿病的诊断标准有哪些？《说说糖尿病、糖尿病前期那些事》正好可以为您解答这些疑惑。

在当前全球糖尿病前期人群增多、糖尿病发病率增高和糖尿病患者年轻化加速之际，四川省名中医苟文伊带领团队在长期中西医结合预防、诊疗、研究糖尿病的实践基础上，用现代医学知识深入浅出地阐述糖尿病前期、糖尿病发病机制等方面的问题，介绍团队在诊治糖尿病上的思考与经验。尤其是她秉承中医药辨病辨证诊疗思想和养生保健理念，按照中医"治未病"思想针对糖尿病前期这一特殊时期进行干预，逐渐形成了一套有效阻断糖尿病前期患者发展为糖尿病的从生活方式科学转变到合理治疗的闭环模式。这套模式是团队理论探讨、临床诊疗、生活指导的系列成果之一。

本书站在普通人的角度，用通俗流畅的文字，言简意赅地讲解了什么是糖尿病前期、糖尿病、胰岛素抵抗，以及它们之间的关系，介绍了生活方式对血糖的影响，并对饮食调摄、运动处方和血糖常态化监测进行指导。

当你在超市里不知如何挑选食品时，当你在美食面前不知如何下筷子时，当你担心不知如何管理血糖时，就看看这本书吧。本书告诉我们，对于糖尿病、糖尿病前期，除了中西药对症干预，我们还能选用具有降糖作用的药食两用物质，以及一些改善血糖的实用小窍门，让控糖融入生活，让人们不再恐糖。

海霞

2024 年 5 月

⊙ 海霞，编审，教授，副主任医师，硕士研究生导师，享受国务院政府特殊津贴。

⊙《中国中医药报》社有限公司专刊原主任，兼任中华中医药学会科普分会主任委员、国家中医药管理局中医药文化科普巡讲专家等。从事中医药教学、科研、临床和中医药新闻、文化科普宣传工作40余年。主持并参与多项中医药科研项目，获得多项科技成果奖。出版中医药著作30余部，发表论文30余篇，发表中医药新闻、学术报道和文化科普文章数百篇。依靠中医教学、科研、临床和中医药新闻宣传的实践经验，组织策划、主编、撰写的栏目、版面、文章等影响广泛，反响良好。

目　录

说说糖尿病、糖尿病前期那些事

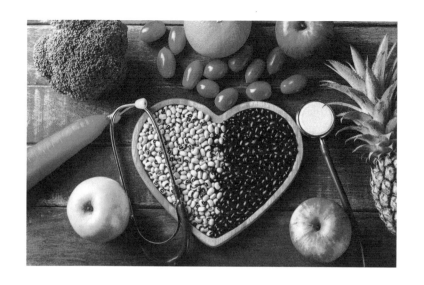

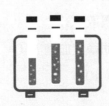

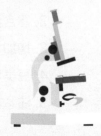

一 | 关于糖尿病、糖尿病前期

（一）糖尿病前期的一般常识

很多人可能遇到过这样的情况：体检结果显示血糖高于正常值，医生却和你说还没有到糖尿病的程度。

那么你会好奇，自己到底有没有戴上"糖尿病"这顶帽子呢？自己目前到底是处于怎样的一种状态呢？是称之为"糖尿病前期"的阶段吗？有没有诊断标准？今天，我就来为大家讲讲什么是糖尿病前期，如果不想成为真正的"糖尿病"，你应该怎么做？

1. 什么是糖尿病前期

所谓"糖尿病前期"，是指血糖比正常人高，但尚未达到糖尿病诊断标准的一种中间状态。

2. 糖尿病前期处于什么状态

与糖尿病不同，糖尿病前期往往没有典型的"三多一少"症状，故从症状上很难察觉，大多是在体检时被无意发现。因此，45岁后每年做1次体检非常必要。查血糖时，不能只查空腹血糖，还要查餐后2小时血糖，因为饮食习惯等原因，大多数中国人刚开始并不是空腹血糖高，而是餐后血糖先升高，如果仅查空腹血糖，将近2/3的糖尿病高危者会被漏诊。

在确诊糖尿病之时，大部分人往往已经有多年无症状的糖代谢异常。这种异常在平时不易被察觉，只有通过葡萄糖负荷试验才能发现。糖尿病的发生大部分都是从胰岛素抵抗开始的，这个时候通常会伴随高胰岛素血症，出现代谢紊乱、肥胖等一系列症状，也有部分人群症状并不明显，但是随着胰岛素抵抗程度的加重，胰岛功能下降，可能会发展为糖尿病。对于糖尿病，我们要早期检查、早期诊断，尽可能减少和减缓糖尿病的发生和发展。所以，针对糖尿病前期的干预尤为重要。

3. 如何界定（诊断）糖尿病前期

健康人群：空腹血糖 < 6.1mmol/L，餐后2小时血糖 < 7.8mmol/L。

糖尿病患者：空腹血糖 ≥ 7.0mmol/L，餐后2小时血糖 ≥ 11.1mmol/L。

按照上面的定义，空腹血糖在6.1～7.0mmol/L和（或）餐后2小时血糖在7.8～11.1mmol/L，就属于"糖尿病前期"。

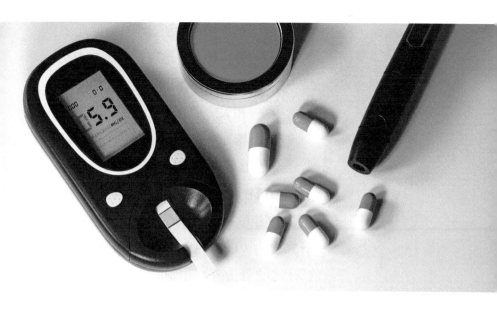

其中，单纯空腹血糖高者称为空腹血糖受损，单纯餐后血糖高者称为糖耐量减低。

4. 糖尿病前期容易"盯"上哪些人

从血糖数值来看，糖尿病前期距糖尿病仅半步之遥，如果不加以干预和管理，每年约有 10% 的糖尿病前期者会自然发展为糖尿病。

通常，有糖尿病家族史、肥胖尤其是腹部肥胖、高血压、血脂异常、动脉粥样硬化性心血管疾病、静坐少动的人容易发生糖调节异常，即糖尿病前期。

此外，随着年龄的增长，血糖会逐步升高，进入糖尿病前期的风险明显增高。除此之外，种族、地理、生活方式及营养水平等也与糖尿病的发生相关。已有研究证实，即使血糖处在糖尿病前期的范围，仍然可以发生糖尿病大血管病变，如心肌梗死、中风、下肢动脉病变等。《2019年欧洲心脏病学会／欧洲糖尿病研究协会（ESC/EASD）糖尿病、糖尿病前期和心血管指南》明确指出，糖代谢异常是急性冠状动脉综合征（ASC）的独立危险因素；2022年我国糖尿病方面的著名大型研究"大庆糖尿病研究30年随访"的最新分析中报道：糖尿病和糖尿病前期患者癌症发生风险增加。在糖尿病前期受试者中，胰岛素抵抗、代偿性高胰岛素血症及进展为糖尿病，都会加速癌症的发生。

因此，千万不要小看糖尿病前期。来自国际糖尿病联盟的数据显示，在过去的20年，全球糖尿病患病人数迅速增加，从2000年的1.5亿增加到2017年的4.25亿，预计到2045年，全球将有6.29亿人患有糖尿病。糖尿病前期人群是潜在的糖尿病患者，即糖尿病的"后备军"，糖尿病人数的增加，少不了糖尿病前期人群的"推波助澜"。据我国最新的调查数据，2013年成人糖尿病前期的患病率为35.7%，即有 4 亿多人处于糖尿病前期阶段（近期无相关统计数据，表 1 源于《2020 年中国糖尿病防治指南》）。

表 1　我国 8 次全国性糖尿病流行病学调查情况汇总

调查年份	诊断标准	调查人数（万）	年龄（岁）	糖尿病患病率（%）	IGT患病率（%）	筛选方法
1980年	兰州标准	30	全人群	0.67	无数据	尿糖＋馒头餐2小时PG筛选高危人群
1986年	WHO1985	10	25～64	1.04	0.68	馒头餐2小时PG筛选高危人群
1994年	WHO1985	21	25～64	2.51	3.20	馒头餐2小时PG筛选高危人群
2002年	WHO1999	10	≥18	城市4.5，农村1.8	1.6（1FG为2.7）	空腹血糖筛选高危人群
2007年至2008年	WHO1999	4.6	≥20	9.7	15.5	OGTT
2010年	WHO1999	10	≥18	9.7	无数据	OGTT
2013年	WHO1999	17	≥18	10.4	无数据	OGTT
2015年至2017年	WHO1999	7.6	≥18	11.2	无数据	OGTT

注：WHO 为世界卫生组织；IGT 为糖耐量减低；IFG 为空腹血糖受损；2 小时 PG 为餐后 2 小时血糖；OGTT 为口服葡萄糖耐量试验。诊断标准为空腹血浆血糖 ≥ 130 mg/dL（1mmol/L=18 mg/dL）和（或）2 小时 PG ≥ 200mg/dL 和（或）OGTT 曲线上 3 点超过诊断标准 [0 分钟为 125mg/dL，30 分钟为 190mg/dL，60 分钟为 180mg/dL，120 分钟为 140mg/dL，180 分钟为 125mg/dL（30 分钟或 60 分钟为 1 点），血糖测定为邻甲苯胺法，葡萄糖为 100g]。调查数据除汉族人以外，还包括其他少数民族人群。糖尿病前期包括 IFG、IGT 或二者兼有。

（二）糖尿病的一般常识

1. 血糖的基本概念

血液中的葡萄糖称为血糖（英文简写 GLU）。体内各组织细胞活动所需的能量大部分来自葡萄糖，所以血糖必须保持一定的水平才能维持体内各器官和组织的需要。正常人的空腹血糖浓度为 3.9～6.1mmol/L。我们拿到的血液生化检查报告中一般写着：葡萄糖，或者 GLU。

糖是我们身体必不可少的营养之一。人们摄入的谷物、蔬果等，经过消化系统转化为单糖（如葡萄糖等）进入血液，运送到全身细胞，作为能量的来源。如果葡萄糖一时消耗不了，则转化为糖原储存在肝脏和肌肉中，肝脏可储糖 70～120g，占肝重的 6%～10%。细胞所能储存的肝糖是有限的，如果摄入的糖分过多，多余的糖即转变为脂肪。

当食物消化完毕后，储存的肝糖即成为糖的正常来源，维持血糖的正常浓度。在剧烈运动时，或者长时间没有补充食物，肝糖也会消耗完。因此，在剧烈运动后或者长时间没有补充食物的情况下，细胞将分解脂肪来供应能量，脂肪的 10% 为甘油，甘油可以转化为糖。脂肪的其他部分亦可通过氧化产生能量，但其代谢途径和葡萄糖是不一样的。

人类的大脑和神经细胞的活动必须依靠糖来维持，必要时人体将分泌激素，把人体的某些部分（如肌肉、皮肤甚至

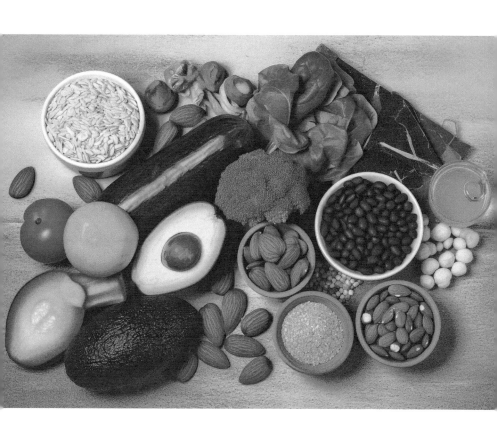

脏器）摧毁，将其中的蛋白质转化为糖，以维持生存。人体的血糖是由一对矛盾的激素——胰岛素和胰高血糖素来调节的，当感受到血液中血糖低的时候，胰岛 α 细胞会分泌胰高血糖素，动员肝脏的储备糖原，释放入血液，导致血糖上升；当感受到血液中血糖过高的时候，胰岛 β 细胞会分泌

胰岛素，促进血糖变成肝糖原储备或者促进血糖进入组织细胞。

2. 什么是血糖异常

（1）血糖的正常范围

空腹血糖 3.9 ～ 6.1mmol/L，餐后 2 小时血糖 7.8mmol/L 以下。

（2）糖尿病前期

空腹血糖受损（IFG）：空腹血糖 6.1 ～ 7.0mmol/L，餐后 2 小时血糖 7.8mmol/L 以下。

糖耐量减低（IGT）：餐后血糖 7.8 ～ 11mmol/L，空腹血糖 3.9 ～ 6.1mmol/L。

（3）糖尿病

依据世界卫生组织（WHO）公布的最新诊断标准（2019）对糖尿病进行诊断。

糖尿病症状，如 1 型糖尿病患者出现多尿、多饮和不明原因的体重减轻。一个随机的静脉血浆葡萄糖浓度 ≥ 11.1mmol/L，或空腹血糖浓度 ≥ 7.0mmol/L，或餐后 2 小时血糖浓度 ≥ 11.1mmol/L，口服 75g 无水葡萄糖 2 小时后葡萄糖耐量试验（OGTT），血糖浓度 ≥ 11.1mmol/L。

糖化血红蛋白（HbA1C）≥ 6.5%，说明 2 ～ 3 个月内血糖总体水平超过正常。因此，糖化血红蛋白被国际糖尿病学界认为是监测血糖的金标准，同时 2019 年 WHO 推荐使用 6.5% 的 HbA1c 作为诊断糖尿病的临界点。

尿糖阳性不等于糖尿病，因为影响尿糖的因素有很多，所以不能肯定是否为糖尿病。尿糖阳性提示糖尿病可能性大，需测血糖加以证实。

3. 糖尿病的分类

以下根据 2019 年 WHO 标准对糖尿病进行分类。

（1）1 型糖尿病。

（2）2 型糖尿病。

（3）混合型糖尿病。

1）缓慢进展的免疫介导糖尿病。

2）酮症倾向的 2 型糖尿病。

（4）其他特殊类型。

1）单基因糖尿病。

①单基因糖尿病——β 细胞功能缺陷型。

②单基因糖尿病——胰岛素作用缺陷型。

2）胰腺外分泌疾病。

3）内分泌疾病。

4）药物或化学诱导的疾病。

5）感染相关糖尿病。

6）免疫介导的不常见的特殊类型。

7）其他遗传综合征相关糖尿病。

（5）未分类糖尿病（不符合其他类型的糖尿病诊断时，尤其是新诊断者）。

（6）妊娠期间首次发现的高血糖。

1）糖尿病妊娠。

2）妊娠期糖尿病。

4. 目前我国糖尿病的患病率

2015 年至 2017 年中华医学会内分泌学分会在全国 31 个省进行的甲状腺、碘营养状态和糖尿病的流行病学调查显示，我国 18 岁及以上人群糖尿病的患病率为 11.2%。

5. 糖尿病的症状

"三多一少"是糖尿病的典型症状，指的是多饮、多食、多尿和体重减少，除此之外，还有其他次症。

（1）经常口渴

高血糖使血浆渗透压明显增高，加之多尿，水分丢失过多，发生细胞内脱水，刺激口渴中枢，导致口渴而多饮，多饮进一步加重多尿。

（2）总是感到饥饿

由于胰岛素缺乏或抵抗，机体组织摄取利用葡萄糖的能力下降，虽然血糖处于高水平，但组织细胞实际处于"饥饿状态"，从而刺激摄食中枢引起饥饿、多食；另外，由于机体不能充分利用葡萄糖，大量葡萄糖从尿中排泄，机体能量缺乏亦引起食欲增加。

（3）频繁排尿

由于血糖过高，形成渗透性利尿，血糖越高，尿糖排泄

[糖尿病患者的烦恼]

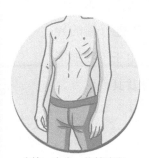

多饮，多食，依然消瘦

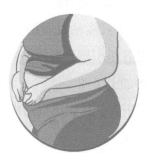

女性明显肥胖

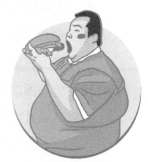

时常感到饥饿

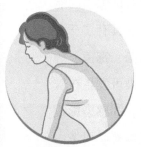

排尿困难

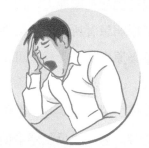

时常感到疲惫乏力

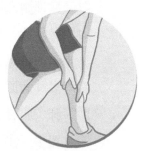

走路时常下肢疼痛

越多，尿量越多，24 小时尿量可达 5000 ～ 10000mL。因此，糖尿病患者早期应注意排尿频繁这一症状，尤其是在夜间。

（4）不明原因消瘦

虽然多饮、多食，但糖尿病患者仍有可能表现为越来越消瘦。原因是当糖尿病患者体内胰岛素分泌相对或绝对不足时，大量葡萄糖不能被人体充分利用，从尿中丢失。为了补充生命所需能量，机体只能动员脂肪、蛋白质进行糖的异生，产生热量以满足各组织器官所需的营养。由于不断地消耗脂肪、蛋白质，再加上多尿，体内大量水分及其他营养素丢失，患者体重逐渐下降，从而出现消瘦的情况。

（5）易患感染性疾病

这是因为血糖浓度的升高有利于病原微生物的生长，同时又会抑制人体内白细胞的吞噬能力，使人体对抗感染的能力明显降低。早期糖尿病患者所患的感染性疾病具有"三多一难"的特点：①感染原多。此类感染可由细菌、霉菌、病毒等多种病原体引起。②受感染的部位多。感染可发生在皮肤、肺、胆囊、胃肠道、泌尿系统等多个部位。③感染影响的脏器多。④治疗更难。易发生反复感染的人群有必要考虑糖尿病的可能。

（6）视物模糊

很多糖尿病患者在早期会出现视力下降或者视物模糊的现象。这是由于血液中过量的葡萄糖会损害眼部的细小血

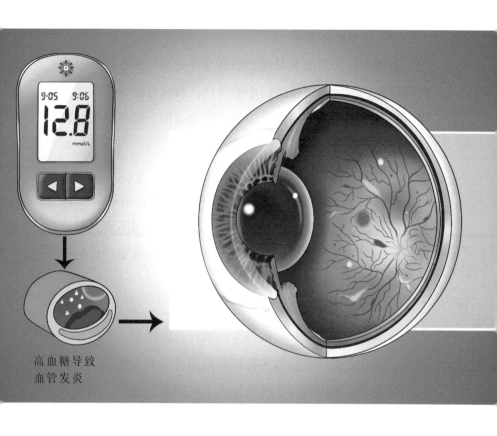

高血糖导致
血管发炎

管。这种视物模糊的现象可能发生在一只或两只眼睛。如果
未加干预，血管的损伤会变得越来越严重，最终可能出现永
久性视力丧失。需要提醒的是，这种情况早期一般多属功能
性改变，一旦血糖控制良好，视力恢复也较快。

（7）伤口愈合缓慢

血液中高含量的葡萄糖会损害身体的神经和血管，影响血液循环。因此，即使是很小的伤口，愈合可能也要花费数周或数月的时间。同时，由于伤口愈合缓慢，势必会增加额外的感染风险。

（8）手或脚刺痛、麻木

高血糖会影响血液循环，损害身体神经，引起神经病变。患者往往会出现手足疼痛或麻木感。如果得不到及时治疗，症状会随着时间的推移而渐渐恶化，并导致更严重的并发症。

（9）黑棘皮病

临床特点为皮肤皱褶部位天鹅绒样色素沉着，少数见于伸侧，多数与肥胖、胰岛素抵抗和高胰岛素血症相关。发病机制可能是早期因胰岛素抵抗发生了高胰岛素血症，从而引起表皮异常。

（10）皮肤瘙痒

部分糖尿病患者早期会出现皮肤瘙痒症状，对于女性来说尤其多见于外阴，或可并发真菌感染，使瘙痒更加严重。

（11）感到疲乏

由于罹患糖尿病，人体不能充分利用葡萄糖并有效释放能量，同时由于组织缺水、电解质失衡及负氮平衡等因素的存在，患者可能会出现全身乏力、精神萎靡的症状。

二 ┃ 关于胰岛素抵抗

（一）胰岛素抵抗的一般常识

1.胰岛素的生理作用

首先，我们来了解一下胰岛素。胰岛素是一种蛋白质，由胰岛中的 β 细胞合成，是人体内唯一可以降低血糖的激素，也是唯一同时促进糖原、脂肪、蛋白质合成的激素。人体分泌胰岛素的方式有两种：基础胰岛素分泌和餐时胰岛素分泌。一天当中，我们的身体会不断分泌胰岛素，使胰岛素维持在一个相对稳定的水平，这就是基础胰岛素分泌；而当进餐后，血糖水平升高，为了对抗高血糖，我们的身体发出指令，分泌更多胰岛素，将血糖控制在一定范围内，这就是餐时胰岛素分泌。胰岛素的生物效应可以分为以下两类。

（1）代谢调节作用

对糖代谢的作用：胰岛素通过脂肪和肌肉组织摄取葡萄糖，抑制肝和肾脏中的非糖物质向葡萄糖转化，使葡萄糖迅速分送到各个组织脏器。它可以激发肝细胞和肌肉组织的糖原合成肝糖原和肌糖原，储存在体内，当我们饥饿的时候，肝糖原会分解进入血液，保持血糖浓度正常，不至于出

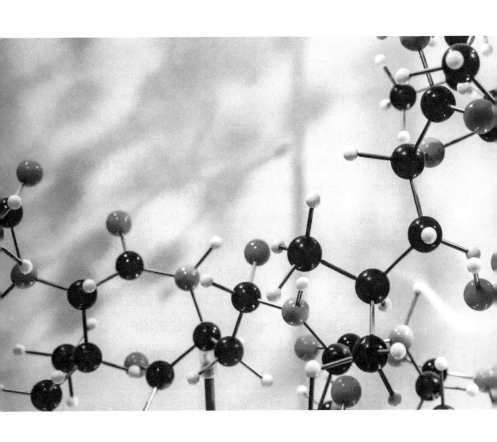

说说糖尿病、糖尿病前期那些事

现低血糖；当我们活动的时候，肌糖原可以产生乳酸，提供能量。简单来说，胰岛素就像一把钥匙，可以打开细胞膜的"大门"，让葡萄糖从细胞外面进入细胞里面。

对脂肪代谢的作用：胰岛素促进脂肪酸及甘油三酯的形成，并储存于脂肪细胞中，抑制脂肪酶活性，减少脂肪分解，同时还可以通过抑制糖异生并促进葡萄糖转变为脂肪酸储存于脂肪组织中。当胰岛素缺乏时，可出现脂肪代谢紊乱，脂肪分解增加，进而导致酮症、高血脂、动脉硬化及心脑血管疾病。

对蛋白质代谢的作用：蛋白质作为组成人体的主要成分，对我们至关重要。首先，胰岛素对蛋白质合成的各环节均有促进作用。氨基酸是合成蛋白质的原料，胰岛素可促进细胞膜对氨基酸的转运，使其进入细胞内，并加速细胞核及核糖体转录翻译过程，合成蛋白质。其次，胰岛素可以抑制蛋白质的分解。胰岛素通过抑制葡萄糖异生和糖原分解，从而抑制蛋白质的分解。

从胰岛素对糖类、脂肪、蛋白质这三大物质的代谢作用看，其代谢作用的核心是促进合成，整体作用是使血糖水平下降，其外周主要靶器官为肝脏、骨骼肌及脂肪组织。胰岛素可以通过调节三大组织细胞代谢功能维持血糖水平的稳定。

（2）生长调节作用

随着胰岛素抵抗作为众多疾病发生的公共机制被逐渐认同，关于胰岛素的生长调节作用的研究也逐渐受到重视。胰岛素通过细胞内的 She/Ras/MAPK 信号转导途径，依靠调节基因转录和细胞增殖实现这一功能。胰岛素亦对血管平滑肌与内皮生理活动有一定作用。胰岛素可促进内皮细胞释放一氧化氮，对平滑肌起到舒张作用。胰岛素作用的研究表明了其作用的重要性与复杂性。胰岛素的多作用位点及参与调节胰岛素分泌的众多因素也使产生胰岛素抵抗的机制复杂化。

2. 胰岛素抵抗的含义

胰岛素抵抗是指胰岛素效应器官或部位对其生理作用不敏感的一种病理生理状态，主要是指外周靶器官对胰岛素介导的葡萄糖代谢作用不敏感的状态。胰岛素是与体内物质代谢密切相关的激素，虽然它与糖代谢的关系尤为密切，但它绝不仅是与糖代谢有关的激素。胰岛素抵抗者同时存在的脂代谢紊乱及血管病变倾向表明，其对胰岛素作用不敏感不仅限于糖代谢范围。

由于目前对胰岛素抵抗的认识主要体现在其对糖代谢的作用上，因此评价的手段与指标均与糖代谢有关。空腹血糖与血浆胰岛素水平是在整体水平上体现机体对胰岛素敏感性的指标；通过外加负荷检测机体对胰岛素敏感性的试验，如钳夹技术（包括高血糖钳夹技术、正常血糖高胰岛素钳夹技术），特别是正常血糖高胰岛素钳夹技术，是目前检测胰岛素敏感性的金标准；其他还有葡萄糖耐量及胰岛素耐量试验等方法。

　　3. 胰岛素抵抗的原因与机制

　　胰岛素抵抗的发生原因目前并不明确，但是通常认为其与遗传、肥胖、某些疾病等相关，多发于"三高人群"。随着社会的发展，以及生活方式的改变，胰岛素抵抗的现象已经变得普遍。绝大多数的 2 型糖尿病患者及肥胖者均可见胰

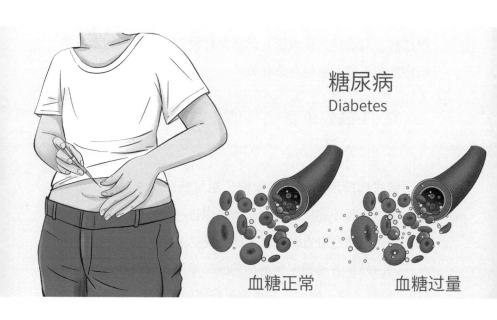

岛素抵抗现象，大约50%的高血压患者伴有胰岛素抵抗。胰岛素抵抗不仅存在于病理条件下，在正常生理情况下也会发生，比如妊娠时。另外，有四分之一糖耐量正常者或老年人也可以发生胰岛素抵抗的现象。

胰岛素抵抗指的是由于各种原因使胰岛素促进葡萄糖摄取和利用的效率下降。由于胰岛素敏感性降低，利用效率的下降，使其降血糖的作用无法完全发挥，身体为了补救，只能催着胰岛 β 细胞分泌出更多的胰岛素来达到曾经的降糖效果。这个过程就像一个恶性循环，如果不及时进行干预，将导致胰岛功能衰退，最终无法分泌胰岛素。

4.胰岛素抵抗与疾病发生的关系

大量流行病学资料和临床观察证实，胰岛素抵抗与2型糖尿病、冠心病、高血压、动脉粥样硬化、血脂代谢紊乱等疾病发病相关，也与寿命有关。

（二）胰岛素抵抗与糖尿病前期及糖尿病的关系

糖尿病前期是介于正常糖代谢与糖尿病之间的一个状态，也是一种不稳定的状态，既可以进一步进展为显性糖尿病，又可以通过适当的临床干预而恢复正常。

国内外学者对糖尿病前期的胰岛细胞功能及胰岛素抵抗（IR）进行了深入研究，发现糖尿病前期（IGR）阶段即已出

现胰岛 β 细胞功能异常及胰岛素抵抗。空腹血糖受损主要以胰岛素抵抗增加及基础状态下的胰岛素分泌减少为特征，其早期胰岛素分泌尚保持正常。糖耐量受损则表现为基础胰岛素分泌正常，而早期胰岛素分泌减少，以及与之相关的胰岛素抵抗。

胰岛素抵抗和胰岛 β 细胞功能受损是 2 型糖尿病的两个重要的病理生理学特征。大多数的 2 型糖尿病患者胰岛素抵抗发生最早，为了维持血糖水平稳定，胰岛 β 细胞不得不分泌更多的胰岛素进行代偿，但长期的胰岛素抵抗终使 β 细胞不堪重负，其胰岛素的分泌达到顶峰后逐渐减少，当代偿性的胰岛素分泌不能与胰岛素抵抗相抗衡时，血糖升高，从而发生糖尿病。

三 | 生活方式对血糖的影响

1. 饮食

人体内的血糖主要来源于食物。我们每天需要摄入一定量的食物，才能维持正常的血糖来保证人体的生命活动。想知道食物对血糖的影响，首先需要了解一个概念——升糖指数（glycemic index，GI）。

升糖指数的全称是血糖生成指数，反映的是某种食物和葡萄糖相比升高血糖的速度和能力。通常把葡萄糖的升糖指数定义为 100 以作为标准，升糖指数 > 70 的就是高升糖食物，而升糖指数 < 55 的为低升糖食物，介于 55 ～ 70 的为中等升糖食物。简单来说，升糖指数越高，人体对这种食物的吸收率越高，血糖升高得越快；而当升糖指数偏低的时候，由于吸收率低，葡萄糖转化速度慢，血糖也会升得慢。这就是为什么光喝粥很容易觉得饱，但是不一会儿又觉得饿的原因。

那升糖指数受什么因素的影响呢？首先是食物本身的属性，一般糖分较高或者是易被人体吸收的食物升糖指数会比较高，比如果糖、巧克力、蜂蜜、面条、米饭、马铃薯，以及一些高糖水果，如榴莲、西瓜、葡萄、荔枝等，都会迅速升高血糖。其次是食物的加工方式，加工比较精细的米面、油炸食物、水果榨汁及汤、稀饭类也会使升糖指数增加。这里就不得不提到很多人都存在的一个错误观点，认为骨头汤、水果榨汁更营养且不容易热量超标。实际上，骨头汤里的营养微乎其微，更多的是脂肪和嘌呤，反而增加了肥胖和痛风的风险，对高血糖人群而言也是弊大于利。而水果进行榨汁处理后，维生素及微量元素大量流失，破坏了膳食纤维，使果糖吸收加快，也会迅速升高血糖。

2. 吸烟、饮酒

吸烟会升高血糖，增加心率，减少身体的氧气供应，导致上下肢血管狭窄、血脂异常等。对于糖尿病患者而言，血糖控制不佳，本就容易产生因血管缩窄而引起的多种并发症，如果再吸烟的话，无异于雪上加霜，会使并发症发生的概率大大增加。

饮酒对糖尿病前期及糖尿病人群血糖影响很大。首先，饮酒后，乙醇可以抑制肝糖原的异生。如果空腹饮酒，很容易造成低血糖。其次，饮酒会降低降糖效果，对糖尿病患者也不利。最后，大量饮酒会使体内的能量堆积，导致血脂升高，进而增加胰岛素抵抗，使体重增加，引起血糖明显升高。

3. 适量运动

适量运动，不仅可以增加心肺功能，增强抵抗力，还可

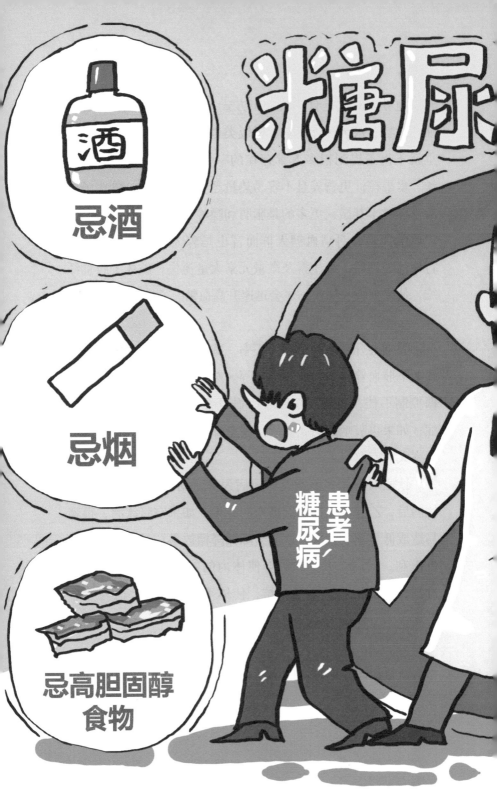

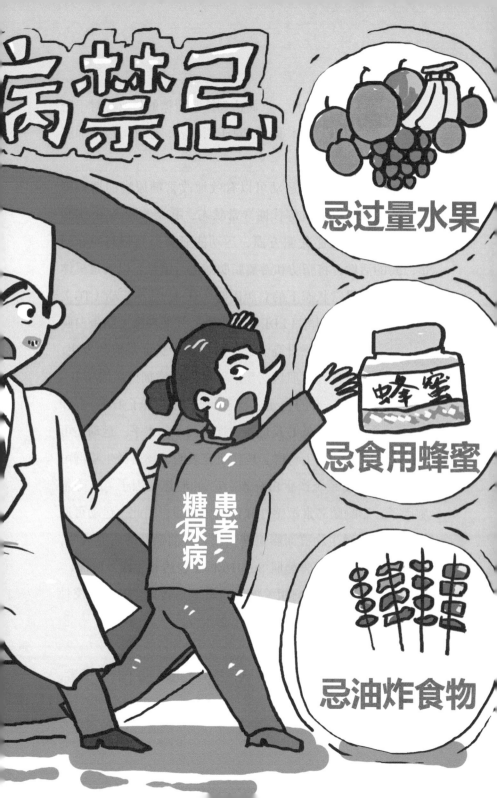

以增强胰岛素的敏感性，从而达到控制血糖的目的。对于肥胖者，运动可以减轻体重；而对于消瘦者，运动可以增加肌肉含量。

多项研究表明，运动可以有效地改善糖尿病前期人群高血糖、胰岛素抵抗等代谢异常状态，并调节胰岛 β 细胞的分泌功能。在脂代谢方面，运动能显著提高脂肪酶和脂蛋白酶的活性，将脂肪和游离脂肪酸进行消耗，以满足机体需求，降低异常状态下的总胆固醇（TC）、甘油三酯（TG）、低密度脂蛋白胆固醇（LDL-C）水平，并使高密度脂蛋白胆固醇（HDL-C）水平升高。运动可以减少炎症反应的发生，其机制主要表现在对肌肉组织和脂肪组织增加抗炎因子 IL-10、IL-4 和脂联素的含量，抑制促炎细胞因子 TNF-α 和 IL-6 作用，从而降低 C 反应蛋白促炎因子的水平。运动还可以直接影响肠道微生物群。现代研究表明，肠道微生物群可刺激机体免疫系统产生白介素 -6、肿瘤坏死因子 -α 等细胞因子，影响胰岛素敏感性和葡萄糖代谢，因此，运动可通过影响肠道微生物群而影响糖代谢。目前最新的研究表明，运动可能通过改变骨骼肌 Bmal1/Clock 表达和（或）Bmal1 - Clock 转录活性，影响相关糖代谢靶基因转录，进而调控骨骼肌糖代谢，从而影响全身糖代谢。

4. 规律作息

为什么我们需要按时睡觉，按时起床？除了社会因素，还因为人体内存在一个维持昼夜规律的生物钟，这个生物钟的周期接近 24 小时，正好对应着一天，所以它可以调控机体的代谢。对于普通人来说，体内的生物钟偶尔出现紊乱时，机体可以通过自我调节来适应所处的环境，会自动"倒时差"进行调节，让生物钟同步所在环境的昼夜。但是生物钟长期紊乱，会引起机体整体失衡，生物钟无法再自我同步调节，这样一来就增加各种疾病的发生风险，其中就包括血糖异常。当人们因为工作或者各种原因引起昼夜节律紊乱的时候，会使血糖波动幅度增加，不利于血糖控制，可能会加快糖尿病进展的风险。

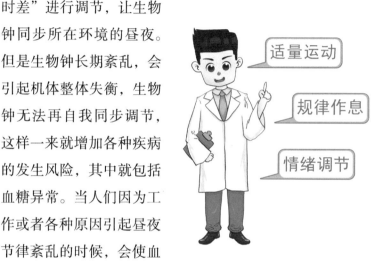

适量运动

规律作息

情绪调节

长时间熬夜会影响胰岛 β 细胞的分泌功能，从而引起血糖的升高，同时熬夜会使人体肝脏的转化和储存功能出现下降，这时就可能导致进食的碳水化合物不能转化成糖原贮存，从而导致其大量在血液中停留，最后就会引起血糖升高。

5. 情绪调节

焦虑、抑郁、愤怒、悲伤等一系列负面情绪，对血糖的稳定是不利的，要想控制好血糖，必须保持良好的心态和稳定的情绪。负面情绪会影响糖尿病及糖尿病前期患者的血糖，主要是启动了身体的应激系统，影响到下丘脑 – 垂体 – 肾上腺轴，应激系统启动后分泌皮质醇，皮质醇的分泌抑制了胰岛素的分泌，从而影响血糖。

无论是糖尿病还是糖尿病前期患者，血糖控制不佳时，情绪都可能受到影响，也就可能进一步加剧血糖波动水平，更容易引起高血糖或者低血糖事件的发生。而情绪是很容易受到多方面因素影响的，比如疾病本身带来的疼痛、不适，以及工作、家庭、人际关系所带来的方方面面的压力。要调整情绪，首先需要对糖尿病及糖尿病前期有一个科学的认识，如果被确诊为糖尿病前期，那你一定要认识到，通过积极的治疗和干预，或许可以逆转。如果已经被确诊为糖尿病，那你应该明白这将是伴随你一生的疾病，虽然我们没有办法逆转这种疾病，但是可以减缓它的发展进程，来延长寿命，延缓并发症的发生，提高自己的生活质量。既然无法消灭这种疾病，那就应该学着和它共存，规范治疗和科学管理，积极调整自己的状态，保持乐观向上的心态。

四 | 正确"把脉"糖尿病前期

（一）直指高危、易患人群

目前，中国成人糖尿病的患病率达 11.6%，而糖尿病前期人群更是高达 50.1%。这也就是说，如今每 2 位成人当中就有 1 位是糖尿病的后备军，如果不及时干预，这些人在不久的将来极有可能进展为糖尿病，生活在糖尿病的阴影之下。

糖尿病前期症状并不明显，往往不会让患者察觉，只有在体检检查血糖的时候才会发现，甚至很多人只是单纯地检查空腹血糖也不一定能发现问题。但实际上，糖尿病前期对于患者来说非常重要，如果在此段时间能将血糖控制到标准范围内，还是有机会避免患 2 型糖尿病的，也就是说疾病在这个阶段是可以逆转的。

所以，糖尿病前期可以被认为是一种标志或分水岭。

如果出现糖尿病前期，则标志着将来发生糖尿病、心脑血管疾病、微血管病及肿瘤和痴呆等的风险增高。

国内外已有充分证据证明，有效干预糖尿病前期可明显减少其转化为糖尿病的可能性。因此，及时发现糖尿病前期人群并对其进行有效管理是预防糖尿病发生的关键。

目前医学界对于糖尿病前期的原因还没有确定，但主要与遗传、肥胖、生活不规律、缺少运动有关。那么糖尿病前期是如何出现的呢？

一般来说，正常人的胰腺功能正常，胰岛 β 细胞分泌胰岛素来调节血糖，这样可以将血液中的葡萄糖供给细胞，为其提供能源，维持人体的正常生理功能，也能把进食后的

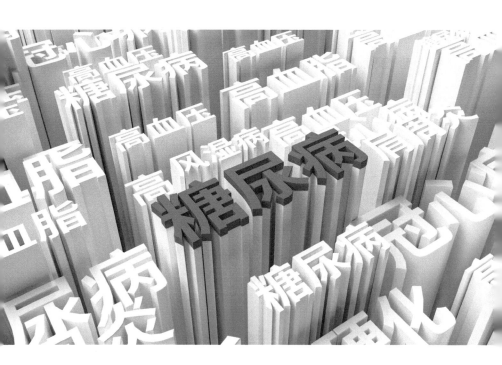

说说糖尿病、糖尿病前期那些事

血糖降低。如果血糖下降了，人体也会减少胰岛素的分泌。不过在某些情况下，人体细胞对胰岛素不敏感，血糖会出现堆积，因此出现高血糖，就导致胰岛 β 细胞需要分泌更多胰岛素来调节；还有可能就是胰岛 β 细胞功能已经受损，分泌胰岛素的量不够，血糖也会升高。但在这个阶段，胰岛 β 细胞功能能够代偿，所以血糖还能保持在一个较为平稳的状态，但如果忽视治疗，就可能会进一步进展为糖尿病。

那么，如果我们了解了糖尿病前期的高危人群有哪些，让这些人注意或者定期进行血糖监测的话，我们就可以早发现、早干预，尽可能防止糖尿病的发生。

糖尿病前期的高危人群主要有以下七类：

①超重、肥胖，特别是腹型肥胖者。

②高血压、血脂异常、动脉粥样硬化性心血管疾病患者。

③年龄 ≥ 45 岁者。

④有家族史，父母或者兄弟姐妹患有 2 型糖尿病者。

⑤久坐不运动，每周运动次数少于 3 次者。

⑥患妊娠糖尿病，或者生产的时候孩子体重超过 4kg 者。

⑦患有多囊卵巢综合征的女性。

（二）养成健康生活方式，"拦截"糖尿病前期

在前面，我们已经讲到生活方式对血糖的影响。所以，大家要有养成健康生活方式的意识，阻止糖尿病前期继续进展。

1. 健康饮食

强调少稀多干，营养搭配，注意食物烹饪方式，限制主食及总热量。

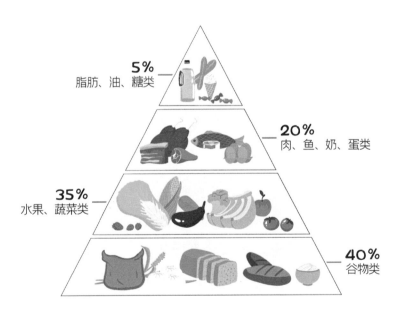

5% 脂肪、油、糖类

20% 肉、鱼、奶、蛋类

35% 水果、蔬菜类

40% 谷物类

2. 戒烟限酒

戒烟能够增强人体新陈代谢，减少体内的尼古丁成分的摄入，减轻血糖波动，减少心脑血管疾病发生风险。适量饮酒，避免甜酒和烈酒，避免低血糖。

3. 作息规律

保证充足睡眠，避免昼夜节律紊乱，减少血糖大幅度波动，降低糖尿病的进展风险。

4. 适当运动

增强自身抵抗力，同时增强胰岛素敏感性，将血糖稳定在目标范围内。

5. 调适情志

保持稳定情绪和平和心态，避免因坏情绪刺激而导致体内大量分泌一些拮抗胰岛素分泌的激素。

6. 体重管理

我们知道，正常体重指数（BMI）在 $18.5 \sim 23.9 kg/m^2$。BMI 是判定人体胖瘦程度的一项重要指标，也是目前国际上衡量人体脂肪相对水平的指标。正常体重指数范围可以作为一种提示，消瘦人群应当适度摄入营养，肥胖人群建议减重。减重是预防 2 型糖尿病发生的最有效预测因素；减重 $5\% \sim 7\%$，2 型糖尿病的相对风险减少 50%；减重 10%，2 型糖尿病的相对风险减少 80%。

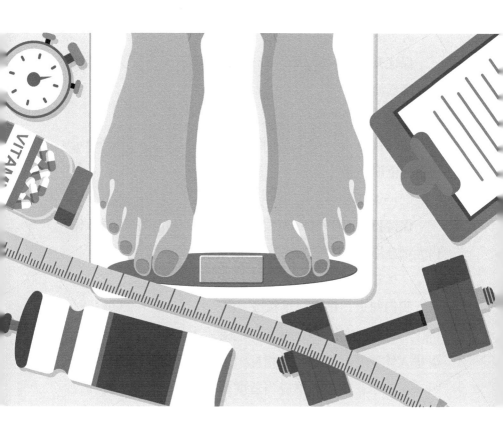

说说糖尿病、糖尿病前期那些事

五 | 看清分水岭，预防糖尿病

既然糖尿病前期是健康人群和糖尿病人群的分水岭，对糖尿病前期人群进行积极干预肯定是有效管理和预防糖尿病发生的关键。看清这一点，我们可以这样做。

（一）饮食调摄

血糖控制首重饮食！饮食和血糖的升降密切相关，糖尿病前期也是如此，很多时候就是饮食过量导致胰腺功能超负荷运转，所以稳定血糖就要找到控糖饮食的小技巧。因此，在健康情况恶化前，应该学习如何通过饮食控制血糖，让血糖维持稳定。

1.碳水化合物摄取适量

如果了解食物对血糖有影响，估计都知道碳水化合物是导致血糖上升的主因，所以要控制血糖，就要适量摄入碳水化合物，那么多少是适量呢？一般来讲，对于 2 型糖尿病患者，每餐碳水化合物摄入量应该小于 100g。对于糖尿病前期人群，这个目标可以一致，同时可以根据自己的情况来调整，比如中午普遍血糖较低，那么中午的时候可以多吃点，早餐和晚餐少吃一点。

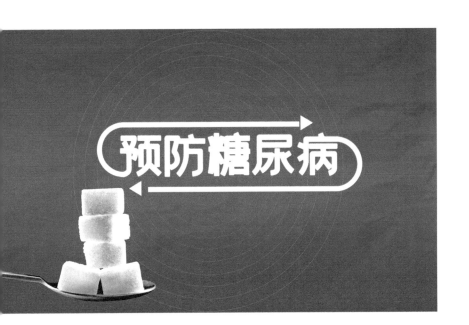

选择碳水化合物也有讲究，应该避免精制的白米、白面，而是选择全谷物食品，或者选择低升糖指数的食物。因为精制的主食纤维含量少，升糖快，血糖不易控制。比如家中早餐常吃的面包，每次吃一两片，看上去不多，但其实糖分含量并不少，而且面包在制作的时候往往添加了白砂糖、果糖等，这类食物（无糖全麦面包除外）都可能引起血糖的急速升高。

此外，应该戒掉含糖饮料，比如可乐、奶茶、加糖的咖啡等。这些虽然好喝，但其中往往添加了大量糖分，喝多了会增加胰岛素抵抗，还可能导致肥胖。这些都会增加糖尿病前期进展的可能性。比如一罐 300mL 的可乐，其中含糖量就超过 40g 左右。如果特别想喝饮料，可以考虑无糖的咖啡、茶或者可乐等。

2. 富含蛋白质的早餐不能少

对于糖尿病前期的患者来说，早餐很重要，那么早餐吃什么？富含蛋白质的早餐对于平衡血糖很有益。研究显示，高蛋白质的早餐更能控制人体的血糖值，同等状态下的人，早餐富含蛋白质的人的最高血糖低于早餐含碳水化合物多的人。

另外，有时候糖尿病前期患者也需要进食一些零食调节血糖，但零食不能选择富含碳水化合物和糖分的零食，而是选择高蛋白类及少油脂的零食，比如牛奶等。

3. 增加水溶性纤维摄取

纤维能够延缓碳水化合物的消化和吸收，而纤维中的水溶性纤维更有利于血糖的控制。一般来说，纤维含量丰富的主要是蔬菜，其次是水果，不过进食水果的时候应该注意，不能用果汁代替水果，因为水果打成果汁就把纤维都破坏掉了，起不到延缓血糖升高的效果，反而会因为其糖分释放出来，导致血糖急速升高。

每日纤维建议摄取量，女性约 25g，男性约 38g。

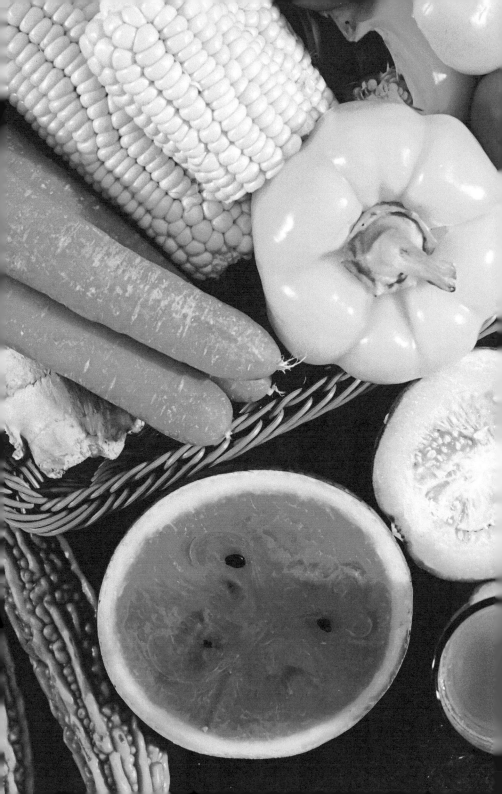

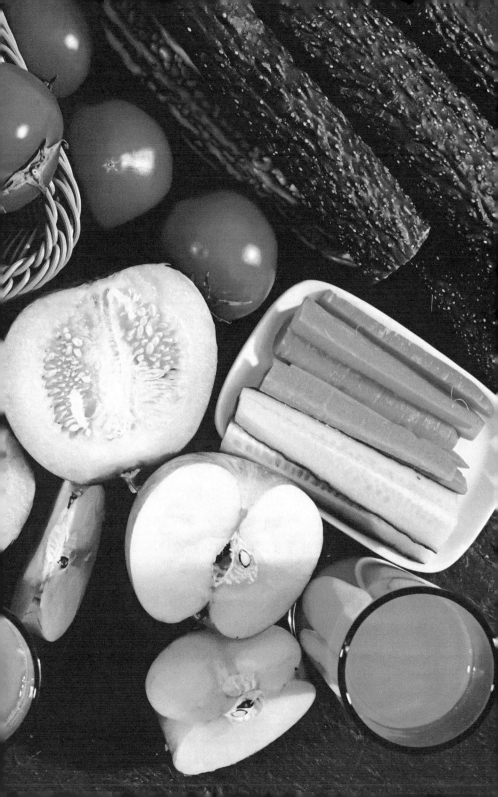

4. 豆类消化慢，帮助稳定血糖

美国糖尿病学会认为，因为豆类食物的消化速度慢，所以血糖不会过快升高。2012 年加拿大学者的研究发现，每天至少吃 1 份豆类（主要是扁豆或鹰嘴豆），部分 2 型糖尿病患者在 3 个月内，血糖值都能维持较低水平。而且，豆类富含叶酸和 B 族维生素，能改善与血糖高有关的糖尿病并发症，并且可以降低心血管疾病的发病率。

5. 注意饮食的次序

进食顺序应该是首先进食蔬菜类食物，然后是蛋白质、肉类食物，最后选择碳水化合物或者主食。有人做过相关的试验，即使普通人，如果进食先从主食开始，他的血糖也可能达到血糖标准的临界值。

（二）运动处方

运动作为治疗糖尿病的"五架马车"（糖尿病教育、饮食治疗、运动治疗、药物治疗、血糖监测）之一，对改善胰岛素抵抗、控制血糖等方面具有确切疗效，所以运动也是干预糖尿病前期的重要手段之一。

干预糖尿病前期的运动方式主要有有氧运动、抗阻运动、高强度间歇训练，以及有氧联合抗阻运动训练。

有氧运动是预防和治疗糖尿病前期的重要方式，不仅能

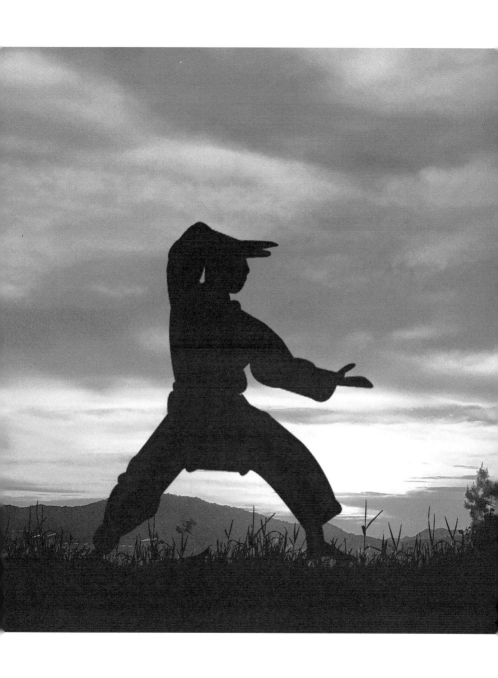

改善胰岛素敏感性，增强骨骼肌对葡萄糖的转运能力，还能够增强心肺功能，改善血液循环，提高机体代谢水平。有氧运动方式较多，主要包括健步走、慢跑、跳绳、游泳，以及中医传统功法（太极拳、八段锦、五禽戏等）。另外，有研究发现，中医传统功法可以改善外周组织特别是肌肉、脂肪组织对葡萄糖的利用障碍，提高胰岛素敏感性，增加肌细胞对葡萄糖的利用，还可以改善脂代谢异常。中医传统功法不仅可以改善一些生理、生化指标，还能改善糖尿病前期人群的焦虑抑郁状态。

抗阻运动是糖尿病前期干预中极其重要的方式，长时间的抗阻力锻炼可以使患者通过增加肌肉体积与单位力量来提高对血糖的调控能力及胰岛素的敏感性。

高强度间歇训练是有氧与无氧交替训练，也是干预糖尿病前期的有效运动方式。有研究表明，高强度间歇训练可以很好地改善糖脂代谢及胰岛素抵抗。

有氧联合抗阻运动互补了两种运动方式的治疗机制，相对于单一的运动方式，糖尿病前期人群的依从性更高。目前有研究表明，相对于单一的运动方式，联合运动更有利于降低糖尿病前期人群胰岛素抵抗，提高胰岛素敏感性，改善脂代谢。

糖尿病前期的发病大多与生活方式有关，如膳食结构不合理、缺乏运动、BMI 较高等，所以大部分糖尿病前期个体体适能状态，包括心肺耐力、身体成分、肌肉力量和耐力等通常低于正常人群，表现为心肺耐力低下、体脂百分比增加、无力和乏力、肌肉力量和耐力下降等。那么为了保证安全、有效地实施运动处方，糖尿病前期人群运动需循序渐进，并且需要充分了解自己的身体健康情况。实施运动处方时要注意以下事项。

（1）运动治疗的禁忌证：增殖性视网膜病、肾病（血肌酐＞1.768mmol/L）、严重心脑血管疾病（不稳定型心绞痛、严重心律失常、一过性脑缺血发作）、合并急性感染的患者。

（2）对于身体检查有异常的人（如心律不齐）及合并其他慢性疾病时，在开始进行锻炼前，特别是在进行剧烈运动前，应进行相关的专科检查，以便选择运动项目和确定运动处方，并且要在得到医生允许后，才能参加锻炼。必要时需前往医院进行全面的评估及测试，运动医生制订相关的运动处方，并在医生的指导和监督下进行运动。

（3）加强运动前、中、后的医务监督工作（包括自我监督），监测运动前、后的血压、心率，测定运动前、后血糖，为调整运动处方提供指导。

（4）运动时注意贯彻循序渐进的原则，并遵循经常性原则。

（5）根据以往运动史和自身身体情况等来决定最适宜的运动项目，遵循个性化原则制订合理的运动处方。

（6）观察运动中及运动后的反应，及时调整运动量和运动强度，避免过量运动。

（7）注意运动期间的饮食，防止运动过程中低血糖的发生。

美国糖尿病协会（ADA）认为：以增加体力活动和减轻5%～10%的体重为目标的系统生活方式干预能预防和延缓糖耐量受损人群发展为糖尿病。美国运动医学学会（ACSM）

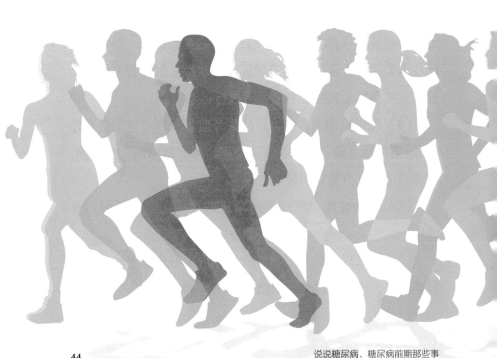

说说糖尿病、糖尿病前期那些事

和 ADA 共同推荐的预防糖尿病的体力活动量：2 型糖尿病的高危人群应进行至少 2.5 小时 / 周的中等到较大强度体力活动以预防 2 型糖尿病。

1. 运动处方示例（供参考）

（1）低强度有氧运动处方

运动方式：中速走（70 ～ 80 米 / 分）或健步走（90 ～ 100 米 / 分）。

运动频率：至少 3 天 / 周，且 2 次运动间隔不超过 3 天（有研究发现，单次有氧运动能使胰岛素敏感性提高并持续 72 小时。因此，建议 2 次运动间隔时间不超过 3 天，避免间隔时间过长影响运动的延续效果）。

运动强度：低、中（以目标心率或主观体力感觉计算）。

运动时间：不少于 150 分 / 周，每次持续运动 20 ～ 60 分钟。

（2）中强度有氧运动处方（患心血管并发症者禁用）

运动方式：健步走或慢跑（110 ～ 120 米 / 分）。

运动频率：4 ～ 5 天 / 周。

运动强度：中、高强度（以目标心率或主观体力感觉计算）。

运动时间：30 分 / 天。

（3）高强度有氧运动处方

运动方式：健步走或中速跑（120 ～ 140 米 / 分）。

运动频率：3～4天/周。

运动强度：高强度（以目标心率或主观体力感觉计算）。

运动时间：30分/天。

（4）中、高强度抗阻运动处方

运动方式：抗阻练习器械或自由负重（如哑铃、杠铃、弹力带）。

运动频率：在进行规律有氧运动的同时，应每周至少进行2次抗阻运动，2次抗阻运动应间隔1～2天。

运动强度：中等[50%～70% 1RM（1RM即单次运动完成的最大重量）]或较大强度（70%～85% 1RM）是增强力量和胰岛素活性的适宜强度。如果以增大肌肉体积为目的，则应使用中等速度（向心1～2秒，离心1～2秒）。

重复次数和组数：每次练习包括5～10个涉及全身主要肌群的练习动作（上肢、下肢及躯干）。在早期阶段，每个动作进行每组10～15次的练习以达到疲劳，然后逐渐增加负荷（或阻力）到每组只能重复8～10次，每个动作进行3～4组练习。

抗阻运动量的增加过程：为了避免损伤，练习的强度、频率和持续时间应缓慢增加。在大多数练习中，首先增加重量或阻力（重量或阻力的增加原则：在给定负荷下，重复次数每超过给定数值的1～2次，重量或阻力增加2%～10%）。然后增加重复次数，最后增加频率。持续6个月，达到每周

说说糖尿病、糖尿病前期那些事

3 次，每次 8 ～ 10 个动作，每个动作 3 组，每组重复 8 ～ 10 次，75% ～ 85% 1RM 的目标。

值得注意的是，糖尿病前期人群在运动过程中，还可能出现低血糖、运动损伤等风险。那么，对于运动过程中发生低血糖、运动损伤的防治显得尤为重要。

2. 低血糖反应的处理

（1）现场处理

运动中出现低血糖和迟发性低血糖者，应立即进食含 10 ～ 15g 碳水化合物的食物，15 分钟后血糖如果仍然低于

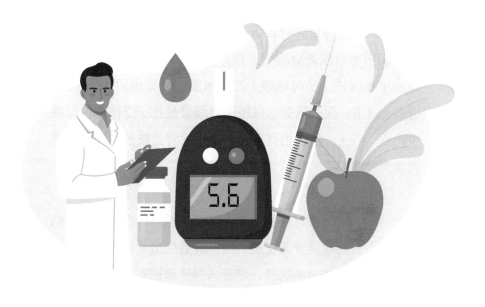

3.9mmol/L，再次给予含同等碳水化合物含量的食物。进食后未能纠正的严重低血糖者应送医疗中心抢救。

（2）预防措施

运动前、后应做好血糖检测，运动前血糖＜5.6mmol/L者，应进食碳水化合物后再进行运动。对长时间的运动，可在运动过程中进食缓慢吸收的碳水化合物以防止低血糖的发生。

3. 运动损伤的处理

（1）现场处理

对于肌肉拉伤、关节扭伤可遵循 PRICE 原则进行处理。①P：代表保护，一旦发生损伤后，应立即停止活动，并要保护受伤部位，避免再次受到伤害。②R：代表休息，受伤后进行充分的休息，防止伤势进一步加重。③I：代表冰敷，将冰袋用毛巾包裹后置于受伤部位，每次冰敷 20 分钟，可每隔半小时或 1 小时冰敷 1 次，冰敷需在受伤后 48 小时内进行。④C：代表压迫，可用弹力绷带包扎于受伤部位以减少出血。⑤E：代表抬高患肢，受伤后将患肢抬高高于心脏以减少肿胀。

（2）预防措施

运动前充分进行热身运动，可减少肌肉拉伤及关节扭伤的发生。运动时需穿戴正确，需穿舒适的运动鞋、运动服进行运动。对于场地的选择，尽量选择平坦而有一定弹性的场地。老年人应避免运动量过大、剧烈活动。

（三）血糖常态化检测

针对糖尿病前期人群，血糖监测是防止糖尿病发生的有效管理环节，"知彼知己，百战不殆"，做好常态化血糖检测可以更好地评估病情变化。

1. 空腹三餐后血糖

糖尿病前期患者一定要密切监测血糖的变化，需要检测空腹和三餐后 2 小时血糖的水平。开始频率要高一些，因为

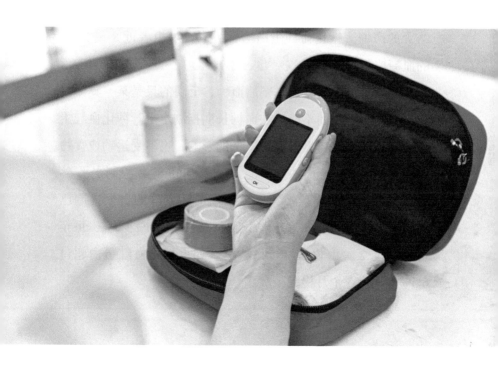

此时的血糖波动比较大，需要密切监测才行，直到血糖水平控制稳定。建议血糖控制在空腹＜ 6.1mmol/L，餐后 2 小时血糖＜ 8.0mmol/L。

2. 随机血糖

如果偶发饥饿感、头晕、乏力、心慌、出汗等症状，就要立刻检测血糖水平，不用等到空腹状态和餐后 2 小时，这样可以根据出现症状当时的血糖水平，更好地为患者提供干预措施。

3. 糖化血红蛋白

糖化血红蛋白是人体血液中红细胞内的血红蛋白与血糖结合的产物。糖化血红蛋白通常可以反映患者近 8 ～ 12 周的血糖控制情况。

无论是空腹血糖还是餐后血糖，反映的只是某一具体时点的血糖水平，而不能反映血糖长期控制水平。糖化血红蛋白不受偶尔一次血糖升高或降低的影响，也不受运动或食物影响，可以比较全面地反映过去一段时间的血糖控制水平。

所以，我们建议，如果糖尿病前期人群的血糖控制已达标准，并且血糖平稳，糖化血红蛋白在 6.5% 以下，每年可以接受 2 次糖化血红蛋白检测，如果糖化血红蛋白超过 6.5%，就每 3 个月检测 1 次。

六 | 药食同源降糖中药趣解

《黄帝内经太素》中曾提到"药食同源"的概念："空腹食之为食物，患者食之为药物。"这就是说，有些食物类也可以用作药物调节人体功能。随着现代社会糖尿病发病率的持续攀升，具有降糖作用的"药食同源"中药越来越受到人们的关注，其中以甘草、人参、桑、枸杞子、葛根、山药、黄精、黄芪等为代表。

1. 甘草

甘草这味药，在古今中医的眼中，无疑是出场率最高的一味中药，素有"十药九草"之称。它的受欢迎程度可以说是"一直被模仿，从未被超越"，即便是具有大补元气、延年益寿功效且号称"百草之王"的人参，出场率与甘草相比，也依然甘拜下风。由于其特殊性能和作用，甘草也享有"中药之王""群药之魁""药中国老"之美誉，是中医药史上一味独特的药用植物。

甘草的使用，最早见于《神农本草经》，记载甘草"主五脏六腑寒热邪气，坚筋骨，长肌肉，倍力，金创尰，解毒，久服轻身延年"。在治疗消渴（相当于西医学的糖尿病）诸方中，主要是利用其"缓解药物毒性、烈性"，以及治疗

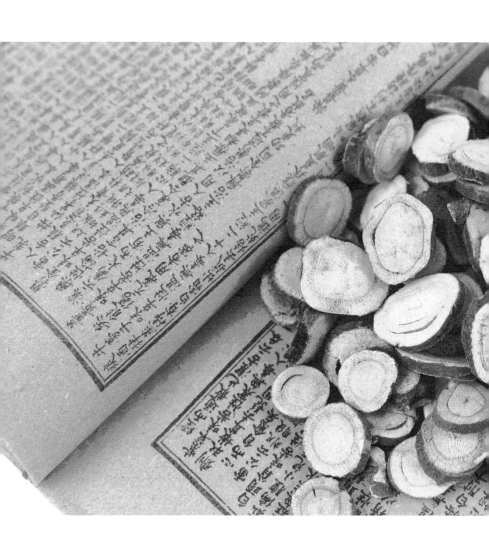

说说糖尿病、糖尿病前期那些事

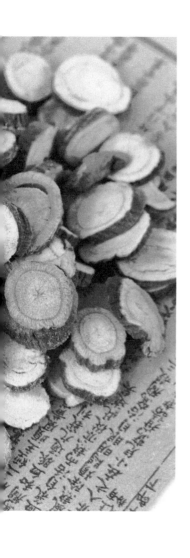

"脾胃虚弱，倦怠乏力，心悸气短"的功能，针对糖尿病患者出现的心悸、虚弱等临床表现，以张仲景所著《伤寒论》中的芍药甘草汤最为常用，至今仍有研究。

现代研究表明，甘草对多种糖尿病模型动物具有降血糖作用，甘草酸和甘草黄酮类化合物是其有效成分。其可通过抗氧化作用，保护胰岛 β 细胞，刺激胰岛素表达和分泌，还可抑制 α - 葡萄糖苷酶延缓肠道吸收葡萄糖，产生降糖作用。其中甘草黄酮具有较好的开发潜力，已有关于利用甘草黄酮进行创新的中药甘草降糖分散片的研究开发。此外，甘草作为一种药食同源中药，在日常生活中也可作为保健食品。有报道指出，用生甘草少许切小片煎水后，取汁煮米饭食用可延缓葡萄糖吸收，降低血糖，但需注意甘草不能与利尿降压药合用，否则会减弱其利尿及降压效果。

2. 人参

说起人参，大家应该都很熟悉，其"百草之王"的名号威震天下，具有多种祛病养生之功，在我国已有两千多年的使用历史，很多古籍也提到过如"下有人参，上有紫气""摇光星散而为人参"的说法。在《本草图经》中就记载着这样一个试验人参真假的方法："但使二人同走，一含人参，一空口，度走三五里许，其不含人参者必大喘，含者气息自如。"足见其功参天地。

根据 2020 版《中华人民共和国药典》记载，人参具有"大补元气，复脉固脱，补脾益肺，生津养血，安神益智"的作用，在治疗消渴诸方中，主要是利用其治疗"津伤口渴，内热消渴，气血亏虚，久病虚羸"的作用，用来治疗糖尿病患者出现的气阴虚疲劳和缺氧症状，对糖尿病治疗起到重要的辅助作用。

现代研究表明，人参中的皂苷、多糖、多肽等对正常及多种糖尿病动物模型的血糖浓度均有调整作用，能使紊乱的代谢过程正常化，从而达到改善糖尿病病情的效果。服用人参可使轻度糖尿病患者尿糖减少，改善中度糖尿病患者的全身症状，使渴感、多汗、虚弱等症状消失或减轻。人参与胰岛素合并使用，可减少糖尿病患者胰岛素的用量，且治疗后，大多数患者一般症状改善，体力增加，工作能力提高，情绪愉快，睡眠良好。由此可见，人参可作为糖尿病的辅助

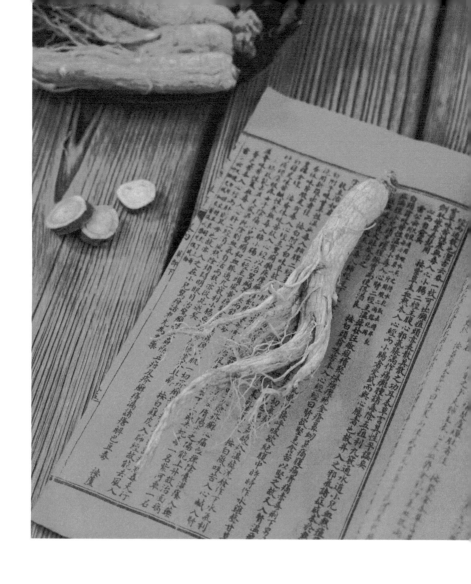

治疗药物。人参作为一种药食同源中药，也出现在餐桌上，如美味的砂锅人参鸡，取嫩母鸡 1 只，人参 3g，入砂锅内，用文火炖煮食用，可温中益气，补精添髓，治疗消渴。

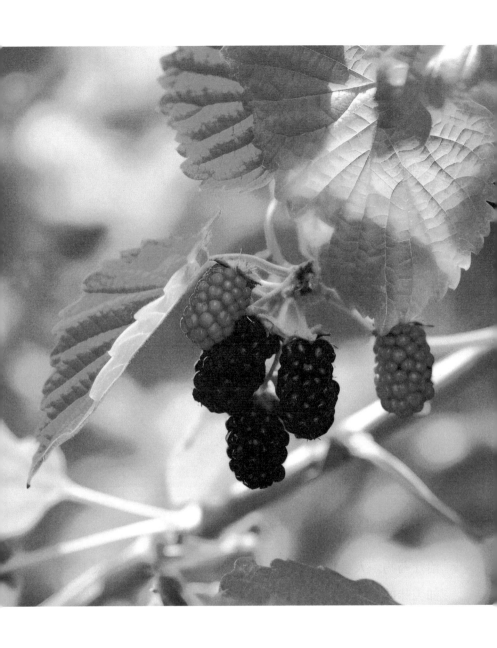

说说糖尿病、糖尿病前期那些事

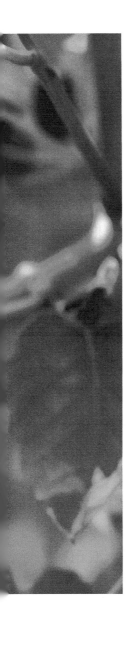

3. 桑（桑叶、桑枝、桑白皮、桑椹）

桑树有"东方神木"的美名，在我国南北方均有生长，其叶翠绿，十分鲜嫩，栽桑养蚕，古已有之。而在我们大众的印象中，或许只知道桑叶可以养蚕，桑果可以食用，但在中医的眼中，桑树全身都是宝贝。桑树上的叶片（桑叶）、枝条（桑枝）、根皮（桑白皮）、果实（桑椹）等，个个是治病良药，件件都是养生妙品。

自古以来，中医就将桑（桑叶、桑枝、桑白皮、桑椹）作为治疗消渴证的中药应用于临床。现代药理学研究表明，其富含的生物碱、黄酮、多糖类生物活性物质，具有抑制糖苷酶活性、修复胰岛 β 细胞和保护肝脏等功能，对糖尿病的防治效果显著。其中，桑枝总生物碱片是由中国医学科学院药物研究所历时 21 年研发的最新成果，明确适用于 2 型糖尿病，是中国首个原创降血糖天然药物，可显著降低空腹及餐后血糖，且对胃肠刺激弱，单独使用也不会有低血糖风险。

4. 枸杞子

说到药食同源的养生食物，枸杞子必须榜上有名。自古文人墨客就传颂道："上品功能甘露味，还知一勺可延龄。"进一步是荒漠，退一步是绿洲，塞上江南——宁夏，光照充足，昼夜温差大，造就了枸杞的生长。而不论是古籍《本草纲目》，还是现代的《中华人民共和国药典》都明确声明，凡中药所指枸杞必定是宁夏枸杞。

枸杞首载于《神农本草经》，而后《名医别录》将枸杞子记载为其药用部位。《本草纲目》称其甘平而润，性滋补，能补肾、润脾、生精、益气，乃平补之药。而其对消渴证的治疗，早在《神农本草经》中就有记载："主五内邪气，热中，消渴，周痹，久服坚筋骨，轻身不老。"《中华本草》也曾记载枸杞子可治疗眩晕、耳鸣、腰膝关节疼痛、内热消渴等症状。

现代研究发现，枸杞子中的有效成分枸杞多糖能增加糖代谢和胰岛素分泌，促进胰岛 β 细胞增殖，具有显著降血糖作用和胰岛素增敏活性；并能以剂量依赖性的方式降低血糖水平，帮助修复被损伤的胰岛细胞，增加糖耐量；此外，还能发挥抗炎、抗氧化的作用，从而对糖尿病并发症起到预防和改善的作用。

枸杞子作为滋补药，入方剂众多，如杞菊地黄丸、五子衍宗丸、一贯煎等。目前也研制出了含有枸杞子的治疗糖尿病的中成药，如枸杞消渴胶囊、甘露消渴胶囊、杞药消渴口服液等。

说说糖尿病、糖尿病前期那些事

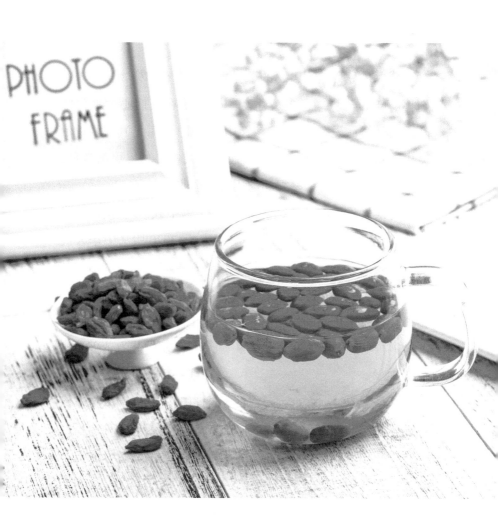

5. 葛根

葛根是豆科植物野葛的干燥根，自古有"植物黄金"的别称。作为药食同源的养生药材，葛根在人们心中地位颇高，民间俗话说："北有人参，南有葛根。"可见其药用价值突出，对健康养生大有益处，而相比人参，葛根更为常见，价格也不高。同时，葛根的药用资源也非常丰富。

葛根最早记载于《神农本草经》，书中载："主消渴，身大热，呕吐，诸痹，起阴气，解诸毒。"2020 版《中华人民共和国药典》记载其具有"解肌退热，生津止渴，透疹，升阳止泻，通经活络，解酒毒"的功效。在治疗消渴诸方中，葛根通过生津止渴的作用治疗消渴患者的内热症状。

国内外许多研究证实，葛根降糖的主要成分为黄酮类成分。研究发现，葛根单独应用或与降糖药联合应用均可显著降低 2 型糖尿病患者的血糖。其可通过改善胰岛素抵抗、保护胰岛 β 细胞和促进胰岛 β 细胞分泌胰岛素等多种途径发挥降糖作用。其不仅可以直接降低血糖，还能缓解糖尿病并发症的发展进程。

传统中医常将其用于柴胡葛根汤、调脉葛根汤、葛根芩连汤等。目前以葛根为君药上市的复方制剂众多，如葛芪胶囊、玉泉胶囊、蜂胶葛根软胶囊、葛根咀嚼片等。而作为一种药食同源的中药材，对其如何食用的研究也不少。葛根粉用开水冲泡，不到 3 分钟就可以得到一碗营养好吃的葛粉羹。

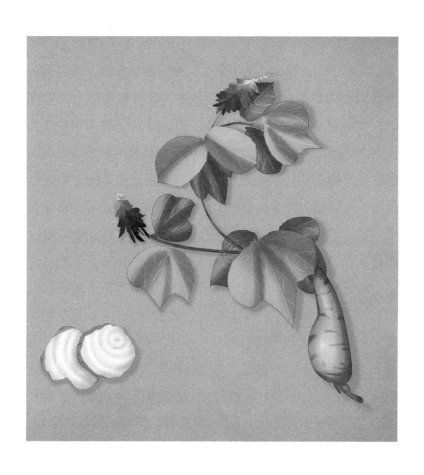

还有葛根茶，可以醒酒健胃，解酒护肝，以及葛根粉粥、葛根饭、葛根汤等。

6. 山药

说起山药，我们必然不陌生，作为滋补佳品，可以说是药食同源的典范，是餐桌上的常客，既可烹调作为菜肴食用，也可剥皮蒸煮直接食用。其药用始见于《神农本草经》，被列为上品，名为薯蓣，为薯蓣科植物薯蓣的根茎。山药本名薯蓣，因避唐代宗之讳（豫）、宋英宗之讳（曙）而改称山药。民间说山药为长寿因子，能健脾补肺，益胃补肾，安神益智，延年益寿。作为保健佳品，其在人们心中的地位颇高。

山药味甘性平，为益气养阴之佳品，故可用于消渴病的治疗。《本草新编》指出山药能"通治三消"。上消多配沙参、麦冬；中消配石膏、知母；下消常配地黄等。《本草纲目》中载山药有"补虚羸，除寒热邪气，补中，益气力，长肌肉，强阴……益肾气，健脾胃，止泄痢"等功效，具有补而不腻、不热不燥的优点。《本草求真》谓其补脾益气除热。治疗消渴的名方玉液汤，即是以山药为主药，配黄芪益气滋阴，润燥止渴。

山药主要含皂苷、多糖、蛋白质、氨基酸、微量元素等成分，其中山药多糖为主要活性成分。现代研究发现，山药多糖一方面可通过修复损伤的胰岛 β 细胞并促进胰岛 β 细胞增殖，另一方面还能提高糖代谢关键酶活性，且降糖作用与剂量具有相关性，高剂量的山药多糖能促进血糖转换，提

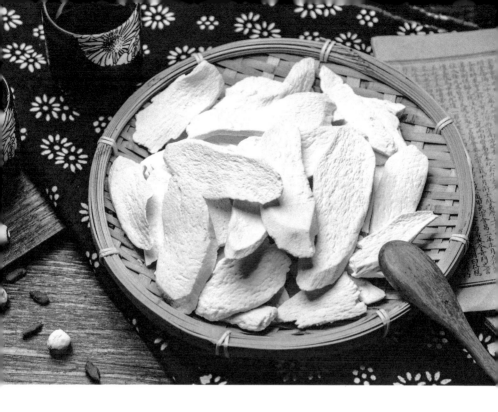

高肝糖原和心肌糖原含量，降血糖、血脂效果更明显。

目前用于糖尿病的含山药制剂有山药参芪丸、益阴消渴胶囊、消渴降糖胶囊、杞药消渴口服液等。而在食用方面，智慧的劳动人民早已将山药演化出了各种花样，如山药泥加入蛋清、面粉炸制成山药丸，再拌上白芝麻的炸山药，绵密喷香、细腻爽滑的蜜汁山药，口感丰富的孜然山药条，与糯米一同制成的山药珍珠丸子，以及包裹着红豆沙馅的双喜山药饼等。

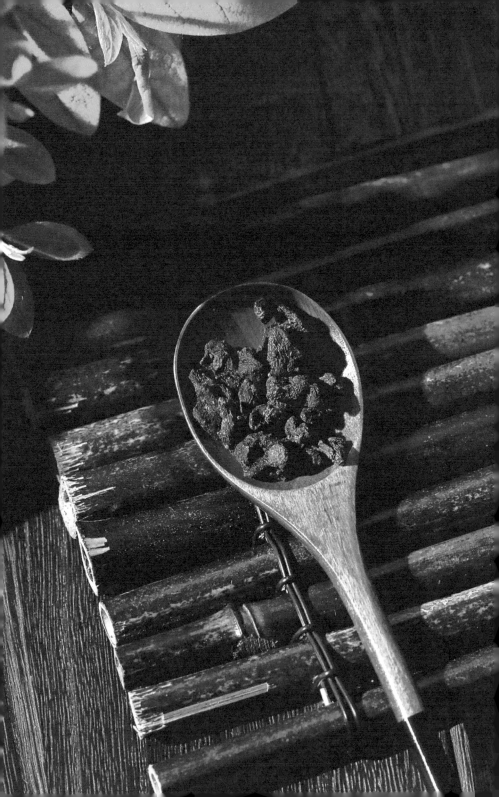

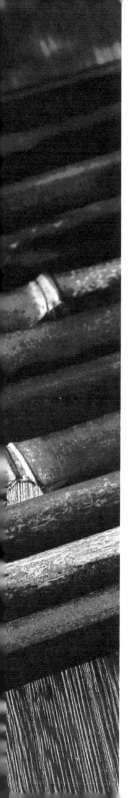

7. 黄精

黄精是与人参比肩的补气圣品，常与人参配伍，拥有很多别称，如"仙人粮食""芝草之精"等。黄精最早不是作为中药记载的，而是作为道家的饵服之物，经常出现在神仙道教故事里。而关于黄精的食用始见于张华的《博物志》："昔黄帝问天老曰：天地所生，有食之令人不死者乎？天老曰：太阳之草名黄精，食之可以长生。"而后李时珍所著的《本草纲目》中，记载黄精"补诸虚，止寒热，填精髓，平补气血而润"。糖尿病属于中医"消渴"范畴，其基本病机为阴虚燥热，本虚标实，阴虚为标，燥热为本。一般而言，糖尿病患者大多存在一定程度的大渴引饮、消谷善饥、小便频数、身体消瘦、容易疲劳等症状，即所谓的"三多一少"，而黄精的功效，恰好针对其病机进行治疗。"补诸虚"针对消渴证之本虚；"填精髓，平补气血而润"，表明黄精既滋补阴液之不足，又补气血之虚损，滋阴润燥以清热，可谓标本兼顾。

现代药理研究发现，黄精中的多糖、皂

苷和总黄酮都对糖尿病及其并发症有明显的改善作用。其中以黄精多糖的药理研究最为广泛，黄精多糖能够升高胰岛素的水平，在机体的血糖浓度偏高时，可快速降低血糖，使体内血糖浓度恢复正常，其可抑制 α-葡萄糖苷酶的活性，从而延缓碳水化合物的吸收，降低餐后血糖。此外，它还对糖尿病患者的眼、大脑、心脏、肾脏、肝脏等多个器官的损伤具有保护作用。

现代含黄精的中药制剂如滋肾蓉精丸能够降低肾虚型糖尿病患者的血糖；降糖甲片尤益于治疗气阴两虚型糖尿病；消渴降糖片、降糖丸可治疗 2 型糖尿病；三黄消渴汤在治疗 2 型糖尿病时，显示有良好效果。除了在临床上发挥疗效，黄精也可用作食疗之品在生活中循序渐进地改善糖尿病患者的身体状况，例如以黄精炖猪肉、炖鳝鱼，或以黄精与熟地黄炖羊肉，以黄精与玉竹炖猪胰，又或以黄精、何首乌和枸杞子泡酒作为日常餐食服用。

8. 黄芪

黄芪又名黄耆，可与"百草之王"人参相提并论，两者均属补气良药，但人参偏大补元气，而黄芪则以补虚为主。《新唐书·许胤宗传》中记载，许胤宗用黄芪、防风煎出几十斛热汤，治王太后阳气虚，气血不能流所致的卒中、口噤不能语、脉沉难触之症。民间也流传着"常喝黄芪汤，防病保健康"的顺口溜，意为经常用黄芪煎汤或用黄芪泡水代茶饮，具有良好的防病保健作用。

黄芪的功效主治首载于《五十二病方》，书中记载以黄芪治疗疽病，而今2020版《中华人民共和国药典》记载黄芪具有"补气升阳，固表止汗，利水消肿，生津养血，行滞通痹，托毒排脓，敛疮生肌"的作用。黄芪常作为补虚药存在于治疗消渴诸方中，中医主要是利用其"补气升阳，生精养血"的作用，治疗气血不足所致痈疽不溃或溃久不敛及浮肿尿少和气虚血滞导致的肢体麻木、关节痹痛、气虚阴亏等消渴诸症。

现代药理研究表明，黄芪中含有多种可用于治疗糖尿病的活性成分，如黄芪多糖能够增加胰岛素在脂肪细胞中的敏感性，可以通过影响代谢途径来缓解胰岛素抵抗，还可以调节糖脂代谢，缓解由于持续高血糖产生的糖毒性。此外，其活性成分黄芪甲苷可以改善持续的高血糖状态引起的氧化应激，避免高血糖状态对大分子物质如碳水化合物、核酸、脂

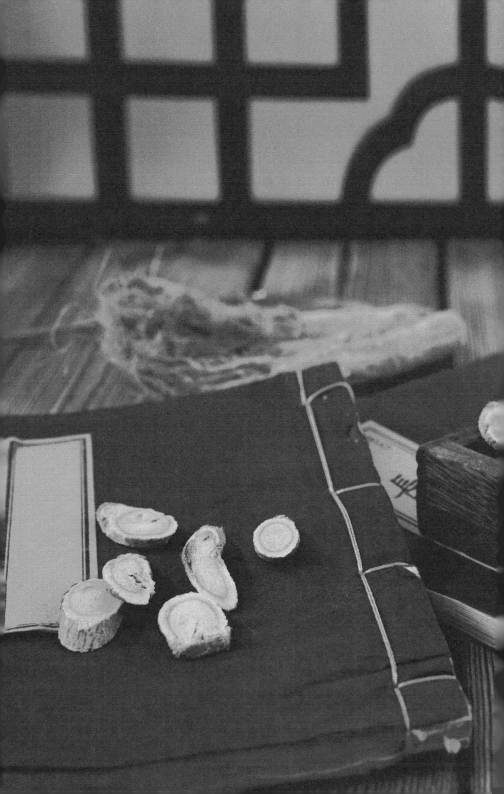

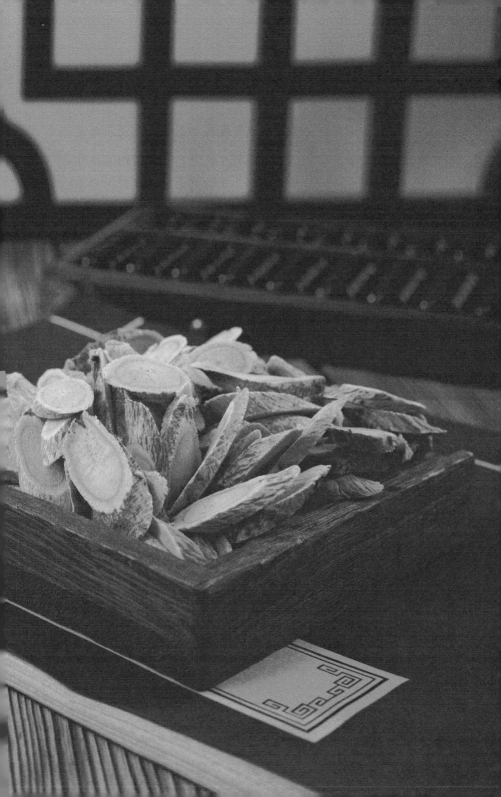

类、蛋白质造成的氧化损伤。

中医常用含黄芪的方剂治疗糖尿病，如黄芪汤、黄芪桂枝五物汤加味、黄芪四君子汤等。此外，有关黄芪的食疗方子也不少，日常以黄芪泡水饮用可降低血糖，以黄芪和桑椹煎汤服用可改善气阴两虚所引起的糖尿病，以黄芪和山药熬粥服用，也可缓解糖尿病引起的高血糖、高血脂等。